AF610971

CONTRIBUTION A L'ÉTUDE

DE L'INCONTINENCE D'URINE

ET EN PARTICULIER

dans les lésions diffuses de la moelle

PAR LE

Dr Maurice JOSEPH-DIT-ORME
Médecin stagiaire au Val-de-Grâce

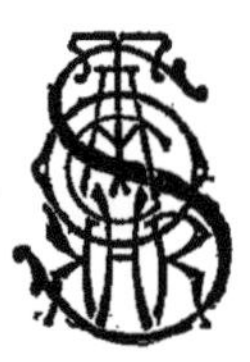

A. STORCK & Cie, Imprimeurs-Éditeurs. LYON
PARIS, 16, rue de Condé, près l'Odéon

1904

CONTRIBUTION A L'ÉTUDE

DE L'INCONTINENCE D'URINE

ET EN PARTICULIER

dans les lésions diffuses de la moelle

PAR LE

Dr Maurice JOSEPH-DIT-ORME

Médecin stagiaire au Val-de-Grâce

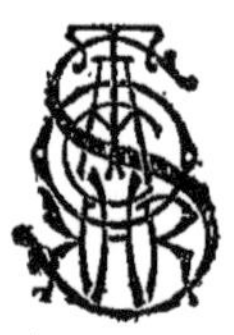

A. STORCK & Cie, Imprimeurs-Éditeurs. LYON

PARIS, 16, rue de Condé, près l'Odéon

—

1904

A LA MÉMOIRE VÉNÉRÉE DE MA MÈRE

A LA MÉMOIRE
DE MON FRÈRE ET DE MES SŒURS

A MON PÈRE
LE DOCTEUR JOSEPH-DIT-ORME

Chef du service sanitaire maritime du Var

Je dédie ce premier travail, faible hommage de ma reconnaissance pour celui dont l'exemple, les conseils et les encouragements seront pour moi d'un secours durable et toujours précieux.

A MA SŒUR

A MON ONCLE E.-F. GUIS

Administrateur de 1re classe des services civils
Directeur-adjoint du contrôle financier de l'Indo-Chine
Chevalier de la Légion d'honneur

A TOUS MES PARENTS ET AMIS

A MON PRÉSIDENT DE THÈSE
MONSIEUR LE PROFESSEUR E. WEILL

Professeur à la Faculté de Médecine de Lyon
Médecin des hôpitaux

PRÉFACE

Avant d'entreprendre ce travail nous adresserons nos remerciements les plus sincères à tous ceux qui nous ont aidé dans le courant de nos années d'études médicales.

Et tout d'abord à M. le Professeur E. Weill, qui, après avoir bien voulu nous donner le sujet de cette thèse, nous fait à l'heure présente le grand honneur d'en accepter la présidence.

Nous nous souviendrons toujours de ses enseignements cliniques dans lesquels il y a tant à puiser ainsi que de son aimable bienveillance pour tous ceux qui ont recours à son grand savoir.

Nous remercions aussi M. le Professeur Raphaël Dubois qui voulut bien s'intéresser à nous et dont l'accueil cordial nous a toujours charmé.

Enfin, avant de quitter l'École du Service de Santé Militaire, nous tenons avant tout et du fond du cœur à dire merci aux camarades qui par leur franche gaieté ont adouci pour nous les heures d'internat.

INTRODUCTION

Le sujet que nous abordons n'a pas encore été l'objet de nombreux travaux ; cependant nous ne prétendons pas faire œuvre de novateur ; notre pratique de l'art médical est encore trop jeune, notre expérience n'a pas encore acquis une maturité suffisante pour nous permettre une confiance trop absolue en nous-même. Suivant des chemins peu battus, nous tâcherons de ne pas perdre de vue le but que nous nous sommes proposé, heureux si nous l'atteignons sans encombre.

Nous avons divisé cette étude de la façon suivante :

1° Aperçu anatomique et physiologique.

2° Observations.

3° L'incontinence d'urine en général et ses diverses modalités.

4° Affections organiques du système nerveux dans lesquelles on rencontre l'incontinence d'urine, et en particulier les myélites.

5° Pathogénie et forme de l'incontinence dans les myélites.

6° Traitement par les cathétérismes répétés.

7° Conclusions.

CHAPITRE PREMIER

Anatomie

Musculature. — La vessie doit être envisagée comme un véritable muscle creux, doublé d'une muqueuse dans sa concavité et recouvert par la séreuse péritonéale dans la moitié supérieure de sa surface externe.

Les auteurs admettent que la tunique musculaire est composée de trois plans ; le plus superficiel comprend des fibres longitudinales, le moyen des fibres circulaires qui à leur partie la plus inférieure forment en se resserrant le sphincter interne de la vessie, enfin le plan profond est formé de fibres affectant une direction irrégulière s'entrecroisant pour former un véritable plexus musculaire. Ces trois plans sont solidaires, et réunis entre eux par des faisceaux anastomotiques.

Le *sphincter* strié destiné à empêcher l'écoulement involontaire de l'urine a été diversement interprété par les auteurs.

Pour Cruveilhier les fibres musculaires qui entourent la portion membraneuse de l'urètre proviennent du muscle transverso-urétral, dont les fibres se continueraient avec celles du transverse profond du périnée ou du muscle de Guthrie.

Sappey décrit un muscle qui prendrait ses points d'attache, d'une part, à l'arcade des pubis; d'autre part à l'aponévrose, mais sans aller jusqu'à l'urètre.

Pour Tillaux ce serait un muscle triangulaire partant du bord inférieur de l'arcade pubienne et venant se fixer par sa pointe à la face supérieure de l'urètre.

Ce muscle encore appelé muscle de Wilson a été nié par Paulet (1877).

Cadiat, la même année, l'avait rattaché au sphincter strié de l'urètre à cause de la direction circulaire de ses fibres.

Quénu, en 1886, confirme la description de Sappey par la constatation au microscope de véritables fibres musculaires.

Avec Testut nous envisagerons les deux sphincters de la vessie de la façon suivante, chez l'homme.

Sphincter lisse. — Faisant suite aux fibres plexiformes de la vessie, on trouve des fibres longitudinales développées surtout en arrière, au niveau de la portion prostatique et qui diminuent d'importance en passant sur la portion membraneuse, puis de là vont se perdre dans le corps spongieux. Ce plan le plus interne ne peut pas être regardé comme faisant partie absolue du sphincter, il lui est simplement adjacent.

Si nous prenons au contraire la couche suivante plus externe, nous voyons qu'elle forme véritablement un sphincter : fibres circulaires développées surtout en arrière, accusant un véritable anneau autour de la première portion de l'urètre, appelé par les auteurs suivant qu'ils le rattachent à l'urètre ou à la vessie : sphincter urétral, ou sphincter vésical.

Plus épais à sa partie supérieure qu'à son extrémité inférieure, il a la forme d'un cône à base dirigée en haut. Inclus dans le corps glanduleux de la prostate, il est en rapport, en avant, avec les faisceaux supérieurs du sphincter strié ou externe que nous allons décrire sommairement.

Sphincter strié. — Comme le muscle de Wilson, il est situé à l'intérieur de la loge prostatique, s'étend du col de la vessie en haut, à l'aponévrose moyenne du périnée en bas.

S'étendant sur les portions membraneuse et prostatique de l'urètre, il affecte une disposition spéciale et différente, suivant qu'on le considère à l'une de ses deux parties. Sur la portion membraneuse, il entoure d'un anneau complet le canal de l'urètre ; en arrivant sur la prostate, il se dédouble en deux demi-anneaux : l'un antérieur fort et résistant, l'autre postérieur très mince et qui ne tarde pas à disparaître.

Le demi-anneau antérieur monte en s'atténuant lui aussi pour venir se terminer par un bord très mince au niveau du col de la vessie.

Chez la femme, nous trouvons un sphincter vésical comparable en tous points à celui de l'homme ; mais chez elle le sphincter urétral est décrit différemment suivant les auteurs ; nous donnerons la description suivante, fournie par Henle : « Extérieurement à la couche des fibres organiques se trouve une couche de fibres striées se composant de faisceaux longitudinaux et transversaux, ceux-ci constituant le sphincter volontaire externe de la vessie, les fibres transversales se trouvent à la partie interne ; elles sont en rapport avec les fibres annulaires de la couche des muscles organiques et se confondent avec les plus superficielles de ces dernières.

Ce n'est que jusqu'à la moitié du canal, en partant de la vessie, que les vaisseaux transversaux entourent l'urètre d'un anneau complet. Au-dessous de la partie moyenne de l'urètre, ils n'occupent qu'une partie et bientôt même que la moitié de la paroi antérieure de l'urètre et ils se confondent avec les muscles de la région périnéale, passant devant l'urètre. Des faisceaux longitudinaux de muscles striés se trouvent constamment dans la paroi postérieure de l'urètre, entre la couche des fibres circulaires et le vagin, des deux côtés de la ligne médiane.

Par leur extrémité supérieure ils s'étendent jusqu'à la vessie et se confondent avec la couche des vaisseaux longitudinaux de cet organe. En bas ils se perdent un peu au-dessus de la partie moyenne de l'urètre, dans le tissu conjonctif intermédiaire au vagin et à l'urètre, dans le vagin lui-même et dans les couches de fibres circulaires striées de l'urètre.

Pour Testut, le sphincter strié de la femme occuperait l'urètre dans toute sa hauteur, complètement fermé à sa partie supérieure comme un véritable manchon, ouvert à sa partie inférieure à cause de la présence du vagin.

En résumé, l'on peut dire que chez l'homme et chez la femme, l'appareil musculaire sphinctérien est constitué par deux systèmes absolument opposés : le premier vésical, formé de fibres lisses et par conséquent soustrait à l'action de la volonté ; le second urétral, à fibres striées et par conséquent sous la dépendance de l'individu.

Innervation. — Il nous reste à parler, pour terminer cet aperçu anatomique, de l'innervation de la vessie et de ses muscles.

Pour Testut les nerfs de la vessie se distribuent de la façon suivante.

Ces nerfs proviennent de deux sources : 1° du plexus hypogastrique ; 2° des branches antérieures des troisième et quatrième nerfs sacrés, quelquefois du deuxième ; tous ces nerfs s'anastomosent entre eux au cours de leur trajet. Après avoir suivi les vaisseaux ils arrivent dans les tuniques vésicales où ils forment un plexus, se confondant les uns et les autres ; nerfs sacrés, nerfs sympathiques.

Les terminaisons de ces nerfs sont différentes et l'on peut les diviser en trois catégories : les uns, vasculaires, se ramifient dans la paroi des différents vaisseaux ; les autres, moteurs, se rendent aux tuniques musculaires ; les derniers enfin, sensitifs, se distribuent à la muqueuse, pénétrant jusqu'à l'intérieur de l'épithélium. A ce niveau les fibres nerveuses ont entièrement perdu leur myéline.

On observe encore sur le trajet des filets nerveux des groupes de ganglions à une ou plusieurs cellules ; celles-ci prennent par un de leur pôle contact avec des arborisations provenant d'une fibre sensitive, et par le pôle opposé elles envoient leur cylindraxe dans les fibres musculaires des parois de la vessie.

Ce sont, dit Testut, de véritables centres réflexes pour l'organe.

Lacaille (thèse de Paris, 1900) résume les travaux de

Courtade et F. Guyon sur le trajet des nerfs vésicaux chez le chien dans leur portion extra-rachidienne.

Divisés en voies supérieures et en voies inférieures ; les premières constituées à leur origine par des vaisseaux communicants partant des troisième, quatrième et cinquiême nerfs lombaires, allant en premier lieu à deux ganglions sympathiques, lesquels émettent trois filets nerveux pour le ganglion mésentérique inférieur, d'où à leur tour partent les deux nerfs hypogastriques qui se rendent à la vessie.

Les voies inférieures ne sont autres que le nerf érecteur d'Eckhard naissant directement des deuxième et troisième paires sacrées ; ces paires sont unies au grand sympathique par des anastomoses constantes mais difficiles à mettre en évidence pour les paires inférieures.

Centres. — A côté de ces nerfs il nous faut placer maintenant le centre des contractions réflexes de la vessie. On admet en général qu'il se trouve dans la moelle, dans la région du cône terminal, au niveau de la quatrième lombaire (Budge), entre la cinquième et la sixième (Kupressow), deux centres adjacents ou superposés au niveau de la troisième lombaire (Gianuzzi).

Ces auteurs ont montré que si l'on sectionne la moelle au-dessus de ce centre, la miction se fait encore dès que l'excitation provenant de la présence d'une certaine quantité d'urine se fait sentir sur les nerfs moteurs de la vessie ; cette réflexion peut aussi se faire sur le ganglion mésentérique inférieur (Morat et Doyon), car si après isolement de ce ganglion d'avec la moelle, l'on excite le bout supérieur central d'un des nerfs mésentériques, l'excitation redescend sur la vessie par l'autre branche et produit les mouvements vésicaux.

Mais cette miction sera essentiellement différente de la miction ordinaire en ce qu'elle ne sera pas consciente.

Si nous recherchons quelle est l'action des nerfs sur l'acte de la miction nous admettrons avec Morat et Doyon les données suivantes :

L'action motrice existe aussi bien pour les nerfs d'origine lombaire que pour les nerfs d'origine sacrée.

Ceux-ci auraient une action sur les fibres longitudinales de la vessie provoquant leur contraction ; ils contiendraient en plus des éléments inhibiteurs pour le col, au contraire des nerfs d'origine lombaire qui par un processus inverse feraient contracter le col et relâcher le corps.

Ceci résulterait des observations de Courtade et Guyon ainsi que de celles de von Zeissl. Mais l'entente n'existe pas complètement sur ce point délicat entre tous les expérimentateurs.

Quant à l'action des sphincters les expériences d'Heidenhain et Colberg nous démontrent qu'elle est la suivante : le sphincter lisse agit non seulement par son élasticité mais aussi par sa constance chez le vivant, le sphincter strié, soumis à l'action de la volonté par l'intermédiaire des troisième et quatrième nerfs sacrés, laisse se produire, quand son action est supprimée (par la section de ces racines par exemple), ce que l'on a appelé l'incontinence par regorgement.

Pour terminer ce qui a trait au système neuro-musculaire, nous dirons que les régions de l'encéphale qui paraissent ordonner les fonctions de la vessie semblent être d'après Valentin au niveau des corps striés, des pédoncules cérébraux et des couches optiques; les conducteurs qui relient ces divers centres à la moelle lombaire passent (Mosso et Pellacani) par les pédoncules cérébraux (région du pied), suivant ensuite les cordons postérieurs et la partie la plus postérieure des cordons latéraux.

Physiologie.

Munis de ces données d'anatomie nous pouvons maintenant comprendre ce qu'est en lui-même le phénomène de la miction normale qu'il nous reste à exposer brièvement.

La vessie se remplit goutte à goutte par l'urine apportée par les uretères dont les contractions péristaltiques favorisent la progression.

Il se fait une certaine distension de la paroi musculaire sous l'influence de la pression du liquide ; pour Guyon la vessie serait sensible à cette distension et le besoin d'uriner serait ainsi créé.

Pour Küss, et c'est la théorie acceptée par Viault et Jolyet, l'urine qui emplit la vessie franchirait le sphincter et produirait sur la partie prostatique de l'urètre une excitation d'autant plus grande que cette région est plus sensible.

Pour Landois et Mathias Duval le besoin d'uriner est produit par la sensation de réplétion résultant de l'impression produite sur les nerfs périphériques par la distension de la vessie ; sous cette influence une certaine quantité d'urine s'écoule, le sphincter se contracte pour empêcher l'issue de l'urine et le besoin est perçu.

Quoi qu'il en soit la volonté intervient à ce moment, soit pour retenir le liquide, soit pour l'évacuer. Cette évacuation qui a reçu le nom de miction se fait par la contraction du muscle vésical (*detrusor urinæ*) avec l'aide non indispensable du diaphragme et de la paroi abdominale.

Le muscle bulbocaverneux se contracte sur les dernières gouttes, complétant ainsi l'évacuation par ce que l'on a appelé le coup de piston.

CHAPITRE II

Observations

OBSERVATION I

(M. le professeur E. WEILL)

Résumé clinique. — Paraplégie ayant débuté insidieusement sans cause étiologique connue, devenue totale en huit à dix jours et réalisant le tableau d'une section médullaire complète ; impotence absolue ; anesthésie totale, tactile, douloureuse, thermique, musculaire, remontant jusqu'à trois travers de doigt au-dessous du sein ; abolition des réflexes cutanés et tendineux ; incontinence des matières fécales et de l'urine (guérison de l'incontinence par les cathétérismes systématiquement rapprochés) ; eschare fessière.

Amaurose bilatérale, ayant débuté un mois et demi après le début de la myélite, devenue totale en quelques jours et ayant présenté ultérieurement une légère amélioration.

Bronchopneumonie terminale.

Autopsie et examen microscopique : Myélite aiguë

diffuse très intense de la moelle dorsale inférieure et du renflement lombaire. Névrite optique double. Lésions légères et névrite périphérique (sciatique poplité externe). Encéphalite interstitielle diffuse.

F. V..., âgée de quatorze ans, entre dans le service du professeur Weill (clinique des maladies des enfants) le 29 octobre 1901.

Il n'y a rien à noter dans ses antécédents héréditaires. Dans ses antécédents personnels, on note une rougeole à neuf ans, une fièvre typhoïde peu après en 1896 ; cette dernière maladie aurait duré six semaines environ.

Au reste ces cinq dernières années sa santé fut excellente. Le début de l'affection actuelle remonterait à un mois environ. L'enfant commença à se fatiguer rapidement ; vers la fin de la journée ses jambes se refusaient à la porter, et cette faiblesse des jambes alla en augmentant progressivement. La paralysie aurait commencé par la jambe droite et serait restée localisée à ce membre durant huit jours. L'enfant marchait alors en boitant ; puis progressivement, la jambe gauche se prit et la paralysie fut constituée. Il y a trois semaines que la malade dut s'aliter ; à ce moment apparut l'incontinence des urines et des matières fécales. Au dixième jour d'alitement apparut aussi une eschare fessière.

Actuellement, voici ce que l'on constate : L'enfant est étendue dans son lit sans pouvoir faire d'autres mouvements que ceux de la tête et des membres supérieurs. L'amaigrissement n'est pas très considérable, l'appétit est relativement conservé, les fonctions digestives se font bien.

La paralysie des membres inférieurs est complète et totale, la malade ne peut exécuter aucun mouvement ; les muscles fessiers semblent également paralysés.

On note une abolition complète des réflexes tendineux, du réflexe abdominal et du réflexe plantaire.

Il y a abolition complète du sens musculaire, la malade ne peut pas dire dans quelle position on place ses jambes, ni même quelle est la jambe que l'on déplace.

On ne trouve pas de troubles subjectifs de la sensibilité ; la malade ne souffre pas. Mais on note une anesthésie complète des membres inférieurs et du tronc remontant jusqu'à 3 ou 4 centimètres au-dessous du mamelon. L'anesthésie existe à la fois pour les sensations tactiles, thermiques et douloureuses. On ne trouve pas de zone d'hyperesthésie à la limite de la zone d'anesthésie.

L'eschare sacrée que présente la malade est large comme la paume de la main, et on note aussi des ulcérations sur tout le pourtour de l'anus ; les grandes lèvres sont œdématiées.

Rien du côté des membres supérieurs et de la face.

Rien aux poumons ni au cœur.

Les urines sont troubles, mais ne présentent par d'albumine.

Traitement. — Injection d'huile grise, potion avec iodure de potassium 4 grammes, cathétérisme toutes les sept heures.

31 octobre. — Exploration électrique avec la pile de Chardin. On n'obtient aucune contraction avec la bobine à gros fil ; on a une contraction des muscles de la cuisse avec la bobine à fil fin à la division 5 1/2.

Les muscles de la jambe restent inexcitables.

7 novembre. — L'eschare est constituée par une ulcération centrale profonde, de la dimension d'une pièce de deux francs, de deux ulcérations superficielles plus vastes s'étendant de chaque côté de l'ulcération centrale en ailerons.

Depuis l'entrée elle a subi une amélioration considérable sous l'influence de pansements secs répétés et surtout des cathétérismes répétés toutes les sept heures, qui ont mis fin à l'incontinence.

L'urine, à la suite de lavages vésicaux, est devenue parfaitement claire et limpide.

18 novembre. — La température se maintient élevée. Œdème des membres inférieurs prédominant du côté gauche.

22 novembre. — Depuis trois jours la vue s'est modifiée, la malade a commencé à voir des brouillards, des nuages, puis la vue a baissé progressivement et rapidement. L'œil gauche n'y voit plus rien du tout, l'œil droit encore un peu, mais « comme à travers un brouillard ».

Les pupilles sont dilatées et réagissent peu à la lumière, la gauche moins que la droite.

24 novembre. — L'amaurose est complète pour les deux yeux.

7 décembre. — Examen ophtalmoscopique, pratiqué par M. Jacqueau : « La papille optique présente au niveau des deux yeux une coloration rouge anormale avec, sur les bords, un aspect lavassé, très flou. Ni hémorragies, ni exsudations rétiniennes ; le calibre des vaisseaux ne paraît pas altéré. Il s'agirait donc d'une névrite optique pure (névrite optique active et non pas névrite par stase,

autant qu'on peut encore parler de cette vieille distinction). Au moment de l'examen, pupilles très dilatées et sans réaction à la lumière.

12 décembre. — Depuis hier, l'incontinence qui était évitée par des cathétérismes répétés toutes les sept heures ne l'est plus que par des cathétérismes répétés toutes les deux heures et encore pas toujours.

Eschare de la dimension d'une pièce de deux francs au niveau du talon gauche.

29 décembre. — L'incontinence signalée le 12 décembre n'a guère duré que trois ou quatre jours. Mais, depuis, il faut pour l'éviter, sonder la malade toutes les quatre ou cinq heures. L'eschare fessière continue à creuser.

L'eschare noire et fétide du talon gauche augmente.

L'amaurose, absolue presque vers le milieu du mois (la petite malade avait la sensation d'un épais brouillard), s'est considérablement améliorée. Le brouillard s'est dissipé peu à peu ; la petite malade a commencé à s'apercevoir de la présence d'une malade à côté de son lit, maintenant elle distingue quelle est cette personne et peut même à une distance d'un mètre compter le nombre des doigs qu'on lui présente.

La température oscille entre 37°5 et 38°5, mais de temps à autre on trouve des poussées fébriles de trois ou quatre jours, qui donnent à la courbe thermique quelque ressemblance avec celle d'une broncho-pneumonie.

15 janvier. — Depuis quelques jours la température s'est élevée, dépasse 39°. Point de côté à la base droite avec râle sans souffle. Depuis la reprise de la fièvre, la vision a un peu baissé. De plus, il faut la sonder toutes les trois ou quatre heures pour éviter l'incontinence. On a

d'ailleurs remarqué que ce temps est d'autant plus court que la température est plus élevée.

La petite malade est un peu plus forte, elle s'aide un peu pour se retourner dans son lit.

L'eschare sacrée va mieux.

Elle urine plus facilement quand elle est couchée sur le côté, il faut alors la sonder toutes les deux heures.

La paralysie est toujours flasque ; il s'est produit un amaigrissement notable des membres inférieurs. Pas de réflexes rotuliens, ni de trépidation plantaire. Anesthésie toujours complète.

3 février. — Les deux poumons sont remplis de râles du haut en bas. Toux fréquente, expectoration muco-purulente. La paralysie des membres inférieurs est toujours totale, flasque. Abolition complète des réflexes. Ni rêflexe plantaire, ni réflexe abdominal.

L'eschare sacrée s'améliore un peu ; néanmoins l'incontinence des matières fécales est continue depuis hier. L'anesthésie s'arrête circulairement un peu au-dessus de la base du thorax. Dans la zone d'anesthésie, la sensibilité sous tous ses modes est complètement abolie.

Les membres inférieurs sont très amaigris. Les muscles du tronc, qui à l'entrée étaient pris, ont recouvré un peu de leur force. La malade peut s'asseoir et se tenir assise.

L'encombrement pulmonaire augmente, dyspnée vive, cœur rapide (130).

Aujourdhui, la malade distingue une montre à environ 30 centimètres. Les pupilles sont toujours dilatées et égales ; elles réagissent très légèrement à la lumière.

15 février 1902. — La malade est morte ce matin à 9 heures.

Autopsie (vingt-six heures après la mort).

Viscères : Au niveau des poumons, on constate de la bronchite purulente généralisée et des lésions typiques de broncho-pneumonie. Rien de spécial à noter au niveau du cœur. Péricarde intact. Le foie n'est pas altéré, la rate est volumineuse, violacée, un peu molle comme une rate infectieuse. Les reins sont un peu tuméfiés, substance corticale un peu congestionnée. La vessie apparaît comme une masse dense, du volume moyen d'une poire, donnant au toucher la sensation d'un utérus un peu gros. Les parois épaissies sont fortement contractées sur une cavité rétrécie.

Quand on essaie de faire pénétrer du liquide dans cette cavité, on voit après injection d'environ 60 c.c., le liquide ressortir par les uretères.

Système nerveux : Le cerveau et le mésencéphale ne présentent macroscopiquement absolument rien d'anormal. Les méninges sont intactes, ne semblent pas congestionnées. Pas d'hydropisie ventriculaire.

La moelle présente à la partie inférieure de la portion dorsale, immédiatement au-dessus du renflement lombaire, sur une longueur de 6 à 8 centimètres, un aplatissement extrêmement net ; elle est réduite à ce niveau à un cordon grêle de couleur un peu jaunâtre, contrastant fortement avec la moelle de la région dorsale supérieure, qui a conservé son aspect normal. Les vaisseaux à ce niveau sont eux aussi grêles et atrophiés.

Après séjour de six jours de la moelle dans des alcools progressivement concentrés, on pratique des sections transversales. On se rend compte alors du degré considérable des lésions médullaires. Au niveau de la région dorsale inférieure, où les lésions sont maxima, la moelle apparaît grêle comme une plume de corbeau. A la coupe l'intérieur apparaît entièrement ramolli et comme tunnellisé. Il n'y a guère plus que l'enveloppe pie-mérienne et une bouillie centrale jaunâtre plus ou moins rétractée.

Ces altérations s'étendent bien au moins sur 3 ou 4 centimètres ; à leurs limites supérieure et inférieure, on distingue encore la zone d'extension des foyers myélitiques qui pénètrent le renflement lombaire sous forme d'îlots jaunâtres en voie d'effritement et de ramollissement.

Examen microscopique de la moelle. — L'examen a porté sur le segment dorsal inférieur et le renflement lombaire de la moelle.

Fixation à l'alcool avec les précautions ordinaires, inclusion à la colloïdine, coloration au carmin et au bleu polychrome (méthode de Nissl).

Nous ne donnerons ici qu'un aperçu général sur les lésions médullaires, celles-ci sont extrêmement intenses. La moelle entière sur toute la surface de coupe est altérée, et son tissu fourmille de petites cellules rondes. Les méninges sont épaissies, les vaisseaux nettement altérés, mais c'est surtout au niveau des cordons postérieurs que prédominent les lésions.

La partie médiane de ce cordon postérieur est entièrement désintégrée et laisse voir une cavité contenant des débris ramollis de tissu nerveux et d'abondants tissus cellulaires. Les parois de cette cavité enfin sont infiltrées et nous insisterons longuement sur les cellules spéciales dont on constate la présence.

Les cellules nerveuses des cornes antérieures présentent des altérations variables ; nombre d'entre elles ont conservé l'aspect normal ; d'autres au contraire présentent des degrés variables de chromatolyse, et certaines sont même complètement atrophiées. Mais ces altérations cellulaires paraissent. autant qu'on en peut juger, secondaires aux lésions diffuses et n'affectent nullement la régularité et l'uniformité que l'on constate dans les poliomyélites variables.

OBSERVATION II

(Recueillie dans le service de M. le Dr LÉPINE).

Symptômes nets de myélite dorso-lombaire. Incontinence d'urine par regorgement améliorée par les cathétérismes fréquemment répétés.

J. R..., soixante-deux ans, parqueteur, marié, père de plusieurs enfants en bonne santé ; nie tout antécédent personnel spécifique ou autre. Urinait très normalement avant son affection actuelle.

Aux environs du 8 ou 9 septembre 1903, se plaint d'avoir ressenti des douleurs en ceinture, allant, dit-il, en contournant la partie postérieure du tronc d'une hanche à l'autre. Il attribua ce malaise à l'influence du froid éprouvé pendant son travail.

Le 11 septembre, c'est-à-dire trois jours après, à 5 heures du soir, il sentit ses jambes s'alourdir et comprenant qu'il allait bientôt choir sur la voie publique, il rassembla ses forces et se hissa sur la plateforme d'un tramway. Arrivé chez lui, l'état de faiblesse de ses membres lui permit à peine d'aller jusqu'à son lit sur lequel il s'étendit aussitôt. « Le premier symptôme qui attira alors son attention fut, en même temps que son engourdissement, l'impossibilité complète de la miction ; cependant, dit-il, je perdais de temps en temps mes urines goutte à goutte et sans m'en apercevoir. »

Entré à l'Hôtel-Dieu le 15 septembre on constate une paraplégie flasque complète : de l'anesthésie principalement sur la face externe de la cuisse et de la jambe ; le réflexe rotulien est aboli surtout à droite. Les membres inférieurs sont œdématiés et cyanosés, la peau présente une sécheresse absolue.

Le malade ressent dans les jambes des fourmillements très marqués, qui sont pour lui, par leur intensité et leur persistance, une des principales causes de son ennui.

On note une eschare fessière.

Quant à la miction, elle se fait d'une façon très spéciale. Disons tout de suite que le malade a de l'incontinence par regorgement. La vessie se remplit normalement et à ce moment, soit de jour soit de nuit, apparaissent, chassées spontanément, des gouttes d'urine qui viennent mouiller la face interne des cuisses du malade et le réveillent lorsqu'il est endormi.

Lorsqu'il est éveillé, il éprouve alors vaguement le besoin d'uriner. A ce moment le malade se sonde lui-même et vide ainsi sa vessie.

Dans le début de son affection en se sondant il retirait une assez grande quantité d'urine en une seule fois; depuis cette quantité s'est amoindrie progressivement et actuellement elle est toujours faible, atteignant 250 c.c. environ.

D'autre part on n'a jamais perçu soit au palper soit à la percussion le globe vesical comme venant occuper une place considérable dans la région hypogastrique.

Depuis son entrée à l'hôpital le malade se sonde en moyenne une fois toutes les quatre heures.

Les symptômes se sont amendés progressivement; quinze jours après son entrée, la sensibilité était revenue dans les membres inférieurs; ceux-ci commencèrent à pouvoir effectuer quelques mouvements. La motilité paraît gagner progressivement de haut en bas; en effet les mouvements des pieds semblent plus pénibles que ceux des autres segments du membre.

Le 6 décembre 1903, le malade ressentant un léger besoin d'uriner peut enfin émettre sans secours du cathérisme 120 c.c. d'urine.

Le 10 décembre 1903, le malade dit encore pouvoir uriner seul une certaine quantité de liquide, il continue à se sonder.

Le malade est guéri de son eschare.

17 décembre 1903. — Depuis trois jours le malade n'a pas perdu une seule goutte d'urine. Le mieux s'accentue du reste du côté des jambes et de l'état général.

Observation III

(Recueillie dans le service de M. le professeur Bondet).

Fracture de la colone vertébrale, au niveau de la onzième dorsale, paraplégie flasque, anesthésie des membres inférieurs. Eschare fessière. Réflexes abolis. Rétention puis incontinence d'urine. Persistance complète de celle-ci. On n'a fait au malade aucun cathétérisme.

G. G.... Homme de vingt-cinq ans, non marié. Antécédents nuls. Pas de blennorrhagie ni de syphilis.

Cé malade est tombé le 14 juillet 1902, d'une hauteur de 30 mètres environ en posant des drapeaux sur le clocher d'une église des Hautes-Alpes. Arrêté à une dizaine de mètres au dessus du sol par une toiture, son corps porta violemment sur une poutre épaisse et résistante. Arrivé à terre, il s'évanouit.

Il est traité chez lui pendant trois mois pour fracture de la colonne vertébrale au niveau de la onzième dorsale.

A ce moment, rétention d'urine à peu près absolue. Le malade fut sondé par son médecin traitant, et se sonda ensuite lui-méme. Il obtenait alors, dit-il, de grandes quantités d'urine à chaque cathétérisme. Mais petit à petit ces quantités diminuèrent et en même temps le malade eut une plus grande difficulté à s'introduire la sonde. Il disait ressentir en effet un resserrement au moment où l'instrument allait pénétrer dans la vessie, il fut même obligé d'abandonner la sonde en caoutchouc pour recourir à la sonde métallique.

Sous l'influence du cathétérisme qu'il répétait ainsi plusieurs fois dans la journée. il put à certains moments uriner seul une certaine quantité de liquide, mais, dit-il, il urinait plutôt par raison que par besoin, car le liquide ne produisait aucune excitation sur la portion prostatique de son urètre.

A son entrée à l'Hôtel-Dieu (3 novembre 1902) on supprima l'usage de la sonde de peur d'infection consécutive de la vessie ; à partir de ce moment le malade prend de l'incontinence d'urine goutte à goutte, il ne sent pas passer l'urine à cause de son anesthésie, mais s'il urine à ce moment au prix de grands efforts, il n'obtient à chaque miction qu'une minime quantité de liquide : 150 à 250 c.c.

L'on constate de plus que lorsque le malade reste longtemps sans uriner, par exemple cinq ou six heures, la quantité d'urine qu'il émet en vidant sa vessie n'est pas sensiblement plus forte que celle mentionnée plus haut.

5 décembre. — L'anesthésie a diminué d'intensité ; la jambe gauche perçoit les sensations, de la racine du membre jusqu'au mollet, la droite jusqu'au genou ; au-dessous les membres sont insensibles.

Les réflexes rotuliens sont complètement abolis. L'eschare fessière persiste. L'incontinence d'urine n'a pas diminué, On ne sonde pas le malade et lui-même se refuse à ce traitement de peur d'infection consécutive.

19 décembre. — L'incontinence n'est pas de moindre intensité que les jours précédents. Le malade n'a pas été sondé depuis son entrée à l'hôpital.

L'eschare fessière persiste. Au point de vue général l'état du malade s'est relativement amélioré.

CHAPITRE III

L'incontinence d'urine. — Ses diverses modalités.

L'incontinence d'urine est un phénomène qui consiste dans l'écoulement involontaire et inconscient de l'urine.

Cet état est en général symptomatique d'une maladie des organes génito-urinaires ou d'une lésion du système nerveux.

Il existe cependant une variété d'incontinence que l'on décrit sous le nom d'incontinence essentielle, quoique de nombreux auteurs en fassent à l'heure actuelle un symptôme de certaines affections nerveuses bien déterminées.

L'incontinence d'urine affecte plusieurs formes :

Jean-Louis Petit un des premiers dans ses ouvrages parle de « trois sortes de pisseurs au lit » ; depuis les auteurs se sont succédé mais n'ont pas apporté de modifications sensibles à la manière d'envisager cette question.

En 1899 Pousson établit quatre types cliniques d'incontinence répondant chacun à des troubles particuliers du système nerveux.

Le premier type est étudié sous le nom d'incontinence

par regorgement. Dans ce cas l'urine s'accumule dans la vessie et s'écoule goutte à goutte après avoir forcé le sphincter ; c'est, dit il, la forme observée dans les affections du système nerveux déterminant la paralysie vésicale.

Un second type, l'incontinence par miction inconsciente évacuant la vessie, s'observerait dans les affections comateuses, et dans les états qui abolissent à peu près complètement les fonctions intellectuelles; les malades vident leur vessie sans s'en douter « à heure à peu près fixe, environ cinq à six fois dans les vingt-quatre heures ».

Une troisième forme se rencontre dans le tabès, l'épilepsie, l'hystérie et peut-être dans la neurasthénie (thèse de Genouville); elle consiste en l'expulsion inexplicable et à la suite d'un léger effort d'une quantité faible d'urine qui vient mouiller le vêtement du malade.

La quatrième et dernière modalité décrite par Pousson est l'incontinence d'urine essentielle. Nous donnerons quelques détails ultérieurement sur cette affection.

Dans le livre de pathologie générale de H. Hallopeau on ne trouve que peu de renseignements sur l'incontinence d'urine : tout d'abord on n'y trouve point de définition du phénomème; il mentionne des incontinences par destruction ou paralysie du sphincter; par atonie de ce même organe et par atonie de la vessie; dans ce dernier cas il dit bien que l'incontinence résulte de la rétention quand la vessie se dilate à tel point que le col laisse couler l'urine par regorgement.

Il distingue aussi dans la forme de l'incontinence, une miction inconsciente chez les épileptiques, les ataxiques et les paralytiques généraux ne donnant lieu qu'à un écoulement restreint de l'urine ; enfin avec Féré il laisse une place à l'incontinence par miction involontaire consciente dans laquelle le malade éprouve le besoin d'uriner quand la vessie arrive à un certain degré de distension ; l'urine serait alors expulsée involontairement.

En dernier lieu il cite l'incontinence involontaire nocturne des enfants et des jeunes gens qu'il attribue au défaut de sensation de la plénitude vésicale pendant le sommeil, causant une émission automatique par acte réflexe sans que le sensorium en soit averti.

Dans cette étude de l'incontinence d'urine en général, nous nous arrêterons avec Bouilly à la classification suivante des incontinences.

a) L'incontinence par regorgement, se produisant chez les sujets atteints de rétrécissements de l'urètre ou d'hypertrophie prostatique ou bien lorsque pour une cause quelconque il y a distension ou paralysie de la vessie.

Chez les rétrécis l'incontinence est diurne au début, calmée par le décubitus.

Le passage d'une sonde et les commémoratifs font faire le diagnostic.

Chez les prostatiques l'incontinence est nocturne dans les premiers temps de la maladie, puis ne tarde pas comme dans l'affection précédent eà se montrer jour et nuit ; l'âge, le sexe et surtout le toucher rectal permettront de se rendre compte de la nature de l'affection.

A côté de ces derniers il faut mentionner les faux incontinents, chez lesquels la vessie atteinte de cystite ancienne impose un besoin d'uriner pressant ; leur sphincter vésical n'obéissant plus à leur volonté, ces malades urinent involontairement, mais ont conscience de leurs mictions.

b) L'incontinence vraie ou par défaut d'action du sphincter se manifestant par un écoulement continu d'urine et une vacuité absolue de la vessie.

c) L'incontinence d'urine, encore désignée sous le nom d'incontinence essentielle ou infantile.

Cette affection très spéciale se trouve décrite d'une façon très détaillée dans le livre de M. le professeur E. Weill et a fait l'objet de la part de ce maître de leçons cliniques dans lesquelles nous avons pu recueillir de précieux renseignements.

Nous terminerons ce chapitre en renvoyant le lecteur à la description de cette affection d'après ce savant professeur.

CHAPITRE IV

Affections organiques du système nerveux dans lesquelles on rencontre de l'incontinence d'urine et en particulier les myélites.

Les principales affections organiques du système nerveux dans lesquelles on rencontre le symptôme de l'incontinence d'urine sont d'après les auteurs : le tabès, la paralysie générale, les lésions diffuses de la moelle, la syringomyélie et la sclérose en plaques. Par lésions diffuses de la moelle nous entendons : les compressions médullaires résultant d'un traumatisme vertébral ou d'une affection des corps vertébraux (mal de Pott), les lésions de myélite aiguë ou chronique, l'hématomyélie, la syphilis médullaire; c'est surtout dans cette classe que nous étudierons la forme et la pathogénie de l'incontinence d'urine.

Mais avant de passer à la description de ce symptôme, nous ne pouvons nous dispenser d'exposer succinctement ce que l'on entend actuellement par lésions de myélite et les principaux troubles résultant d'une semblable affection.

Nous prendrons pour type de notre description la myélite dorso-lombaire qui est la plus commune.

Cette maladie frappe indistinctement tous les éléments d'un segment médullaire, substance grise ou cordons blancs, avec participation à peu près constante des méninges. En dehors de la moelle dorso-lombaire, les lésions peuvent envahir n'importe quelle partie de l'axe médullaire; ce qui explique la symptomatologie essentiellement diverse que l'on observe dans les différents cas.

L'étiologie est très variable. Disons d'abord que l'on peut observer des myélites primitives, c'est-à-dire en dehors de tout état morbide préexistant.

Mais ces myélites primitives sont l'exception et l'on retrouve ordinairement dans les antécédents du malade un état prédisposant permettant d'attribuer le trouble médullaire à une cause résidant dans le terrain lui-même; c'est-à-dire dans l'organisme atteint.

Ces causes peuvent être rangées sous trois grands chefs : le traumatisme, l'infection et l'intoxication.

Nous n'insisterons pas sur ces trois facteurs et nous renverrons pour plus de détails aux traités classiques des maladies nerveuses.

Au point de vue de l'anatomie pathologique on trouve des altérations nombreuses, pouvant aller de la simple inflammation des gaines lymphatiques des vaisseaux, jusqu'à la destruction à peu près complète d'un segment médullaire; on ne se trouve plus dans ce cas qu'en présence d'un magma puriforme remplaçant les anciens éléments nerveux.

La bactériologie n'a pu donner aucune indication précise; on a trouvé dans les lésions de myélite de très nombreux microbes n'ayant rien de spécial ni de particulier à la forme de l'état morbide. D'autre part, on a pu reproduire les mêmes altérations anatomo-pathologiques en injectant toute espèce de cultures.

La symptomatologie en est très variée ; néanmoins on peut classer les troubles observés en :

a) Symptômes de début caractérisés par de la rachialgie, douleurs en ceinture avec irradiations dans les membres inférieurs : ceux-ci sont le siège d'un engourdissement marqué ; l'état général est languissant et l'on observe ordinairement une légère pyrexie.

b) Période d'état dans laquelle on trouve les membres inférieurs paraplégiés, la marche est impossible aussi bien que la station debout. Dans cette période s'observent des altérations vésicales sur lesquelles nous insisterons au cours de ce travail ; le rectum et la vessie sont profondément atteints ; incontinence et rétention, tels en sont les troubles caractéristiques.

Dans la myélite lombaire on constate l'abolition du réflexe rotulien.

La sensibilité est émoussée et les membres atteints sont le siège d'élancements, de fourmillements et d'engourdissements déjà mentionnés.

L'amyotrophie et les eschares sont les troubles trophiques les plus saillants, la première est considérable ; quant aux eschares elles siègent de préférence au sacrum, entretenues par le contact de l'urine, lorsqu'il y a incontinence, aux malléoles et aux talons.

Enfin les téguments sont aussi altérés ; la cyanose, l'œdème des membres inférieurs, la sécheresse de la peau, en un mot des troubles vaso-moteurs et sécrétoires, complètent le tableau de la période d'état.

c) Arrivé à la dernière période on observe la déchéance progressive de l'individu ; la fièvre présente de grandes oscillations ; l'amaigrissement devient considérable, du pus se forme ; le délire ou le coma annoncent la fin qui survient alors rapidement, favorisée le plus souvent par une affection pulmonaire intercurrente ou par une pyo-pyélonéphrite infectieuse.

Nous disons en dernier lieu que certaines myélites diffuses passant à la chronicité ou d'autres encore résultant d'un traumatisme de la colonne, de même qu'une lésion tuberculeuse des corps vertébraux, peuvent entraîner la réalisation du syndrôme de Brown-Séquard, répondant à une véritable hémisection latérale de la subtance médullaire. Nous le rappelons en deux mots : soit la lésion siégeant à droite et à la partie inférieure de la moelle dorsale, nous aurons ; à droite, de haut en bas, une première bande étroite d'hyperesthésie suivie d'une d'anesthésie, une troisième semblable à la première, le membre du même côté est atteint de paralysie ; à gauche on observera en haut une étroite bande d'hyperesthésie à laquelle fait suite une anesthésie complète portant sur toute l'étendue du membre inférieur.

CHAPITRE V

Pathogénie et forme de l'incontinence dans les myélites.

Munis de ces connaissances essentielles nous pouvons aborder maintenant avec plus de détails un symptôme particulier de ces maladies de l'axe médullaire : l'incontinence d'urine, et après avoir montré la façon dont les différents auteurs le comprennent et l'expliquent, voir si l'on ne pourrait pas en donner une pathogénie et une description assez exactes en nous basant sur les données de la science corroborées par l'examen des pièces cadavériques.

Au cours de ce travail nous avons consulté de nombreux traités des maladies nerveuses : mais dans aucun à peu près la question de la pathogénie de l'incontinence d'urine n'est poussée bien loin.

En général les auteurs admettent que l'on a d'abord affaire à une rétention par paralysie de la vessie, puis à une incontinence par atonie complète, c'est-à-dire du corps et du col. C'est ce qui résulte des recherches que nous avons faites soit dans Vulpian (*Maladies du système ner-*

veux, 1879), soit dans Jaccoud (*Traité de pathologie interne* 1883) soit encore dans les œuvres de Raymond, Dieulafoy, Déjerine, etc. En résumé, dans ces auteurs on a toujours affaire à un élément paralytique annihilant la musculature vésicale, et permettant la distension de l'organe.

Aucun ne parle au contraire de rétraction ou de diminution de la capacité vésicale.

Lorsqu'on se trouve en présence d'une vessie paralysée en même temps que d'un sphincter atone, l'urine ne doit plus pouvoir stationner dans le réservoir vésical, n'étant retenue par rien; on devrait donc avoir affaire dans ces cas à une incontinence vraie, c'est-à-dire à cette forme qui permet l'écoulement de l'urine goutte à goutte, et dans laquelle lorsque l'on sonde le malade l'on n'obtient aucune quantité appréciable de liquide.

Or dans les cas d'affections organiques de la moelle que nous avons pu observer nous n'avons jamais trouvé la vessie à l'état de vacuité; mais au contraire un organe laissant échapper de l'urine goutte à goutte, il est vrai, mais cette urine ne paraissant être qu'un trop-plein incapable de persister dans un organe déjà dans un état de plénitude absolue.

C'est donc à une véritable incontinence par regorgement que l'on doit attribuer le trouble de la miction.

D'autre part si l'on considère qu'une vessie paralysée peut contenir avant de provoquer dans les cas ordinaires le phénomène du regorgement plus de trois litres de liquide, on ne s'expliquerait par aisément la faible quantité d'urine obtenue par le cathétérisme chez les malades des observations I, II, III, au moment même du regorgement.

Or il semble résulter d'une observation de M. le professeur E. Weill, que l'on puisse concevoir une théorie pathogénique de l'incontinence permettant d'expliquer ces faits.

Dans cette observation (obs. I) on notait en effet que la quantité d'urine obtenue à chaque cathétérisme allait en diminuant progressivement à mesure que la maladie progressait. « Elle était de 350 à 400 c.c., quand on sondait l'enfant au début toutes les sept heures. Peu à peu la quantité est allée en diminuant, 200 c.c. et à la fin, moins de 100 c.c., quand on sondait la malade toutes les deux heures. »

Ce n'est qu'à l'autopsie que l'on put interpréter ces particularités.

En effet, on se trouva alors en présence d'une vessie qui pouvait à peine contenir 50 à 60 c.c. En injectant dans la vessie par voie ascendante une quantité plus grande de liquide on le voyait refluer par les uretères.

On doit certainement faire une part aux phénomènes de rétraction cadavérique; mais il faut retenir qne dans les derniers temps de la maladie, l'on n'obtenait guère à chaque cathétérisme qu'une quantité de liquide atteignant à peine 100 c.c.

La vessie avait perdu son élasticité et d'autre part s'était rétractée de façon à ne pouvoir contenir que des quantités d'urine progressivement décroissantes.

Enfin, contrairement à ce que l'on trouve généralement dans les traités, il n'y avait pas de relâchement du sphincter. A ce propos si l'on se reporte aux considérations anatomiques du début on pourra trouver une explication.

Comment comprendre cette rétraction de la vessie?

M. le professeur E. Weill, dans sa communication à la Société médicale des hôpitaux de Lyon l'explique de la façon suivante : « Chez une malade, dit-il, il y avait conservation de la tonicité du sphincter mais en plus rétraction progressive de la vessie, comme si, dépourvue de tout lien avec la moelle, la vessie avait obéi à une excitation spasmodique venue des ganglions sympathiques ou des cellules nerveuses contenues dans le plexus vésical. »

Testut, en effet, admet sur le trajet des nerfs allant à la vessie des cellules indépendantes qui seraient, dit-il, pour la vessie, de véritables centres réflexes.

D'autre part, les faits expérimentaux d'Arloing et Chantre, ainsi que ceux de Golz et Ewald, cités dans la communication du professeur E. Weill, paraissent en rapport avec l'observation.

En résumé, on se trouve en présence d'une incontinence par défaut de capacité du réservoir vésical.

L'urine arrivant par les uretères remplit l'organe et celui-ci sous l'influence probable de cette rétraction, ne perçoit pas, comme le veut Guyon, la sensation de plénitude et de réplétion qui cause le besoin d'uriner.

A ce moment, une goutte de liquide arrivant dans la quantité maxima supportable, ne pourra tenir dans l'organe et sera chassée à travers l'orifice du col. L'urine étant déversée dans la vessie goutte à goutte par les deux uretères, c'est donc goutte à goutte qu'elle s'échappera et viendra mouiller le malade. C'est du reste ce que nous constatons dans les observations n° II et n° III.

Mais à ce moment le contact du liquide irritant avec la portion prostatique de l'urètre produit une sensation de cuisson qui entraîne le besoin d'uriner (obs. II). Les efforts du malade sont vains, la vessie rétractée, séparée par la lésion médullaire des centres de la volonté, ne peut répondre au désir du malade ; le sphincter d'autre part barre la route au liquide et ce n'est qu'en se sondant que le malade peut enfin ramener la vessie à l'état de vacuité.

La quantité de liquide obtenue peut alors donner des renseignements sur l'état de rétraction plus ou moins considérable de l'organe.

Cette manière d'envisager la question de la pathogénie de l'incontinence urinaire ne se trouve mentionnée dans aucun traité classique ; mais les observations citées nous montrent bien chez les malades en question l'application judicieuse de ces considérations.

En effet on voit chez eux primitivement, c'est-à-dire au début de leur affection, les sondages ramener des quantités assez considérables d'urine : 500, 700 et 1.000 c.c. puis petit à petit cette quantité diminue, sans que l'on puisse attribuer une cause rationnelle à ce phénomène.

C'est alors que l'on peut faire intervenir la diminution du calibre de la vessie. Dans la première observation le fait est nettement constaté à l'autopsie de la malade. Les symptômes dans les deux autres observations étant superposables à ceux constatés dans le premier cas, rien ne nous empêche de leur attribuer la même étiologie au moins pour ce phénomène particulier.

D'autre part, la forme même de l'incontinence nous apporte de précieux renseignements. Ce n'est pas une vessie qui se vide à laquelle nous avons affaire dans nos cas. Non, goutte à goutte, à certains moments du jour ou de la nuit, l'urine vient à sourdre à l'orifice du méat ; à ce même moment si le malade urine ou bien si on le sonde, on trouve une certaine quantité de liquide dans la vessie. Il n'y a donc pas d'atonie sphinctérienne avec laquelle le réservoir vésical se trouve constamment dans un état à peu près complet de vacuité, c'est donc au mécanisme du regorgement que nous devons avoir recours pour expliquer l'incontinence. Or, pour qu'il y ait regorgement, il faut non pas que la vessie évacue une urine qu'elle pourrait admettre dans sa capacité, mais au contraire un trop-plein ne pouvant trouver place dans un espace complètement insuffisant.

Les expériences d'Arloing et Chantre d'une part, celles de Golz et Ewald d'autre part, appuient cette interprétation.

Ces auteurs ont remarqué en effet que l'on pouvait sectionner les nerfs se rendant à la vessie de façon à isoler cet organe; l'on n'observait jamais l'atonie sphinctérienne, c'est-à-dire le relâchement vital de la musculature de l'organe.

Nous basant donc d'une part sur les caractères des symptômes observés, d'autre part sur l'examen cadavérique, nous pouvons admettre et soutenir, avec M. le professeur E. Weill, la théorie pathogénique du regorgement par défaut de capacité du réservoir vésical pour l'incontinence urinaire observée dans les maladies provenant d'une lésion profonde et diffuse de la moelle. Les trois cas que nous rapportons n'ont pas été choisis à dessein parmi des cas nombreux, mais au contraire apportés à notre observation par l'enchaînement ordinaire des choses humaines ou mieux le hasard.

CHAPITRE VI

Traitement.

L'incontinence de l'urine étant dans les maladies de la moelle une des causes les plus fréquentes d'infection de l'eschare fessière, il convient dans l'intérêt vital du malade d'instituer un traitement symptomatique.

Le professeur E. Weill a guéri de son incontinence la petite malade de l'observation I par des cathétérismes méthodiquement répétés.

D'autre part, le malade de l'observation II s'est trouvé considérablement amélioré et même guéri par un traitement identique, il ne perd plus ses urines et, fait, plus remarquable, il urine maintenant absolument sans secours d'aucune espèce.

Enfin le malade de l'observation III que l'on ne sonde pas voit son incontinence continuer et son urine s'échappe toujours malgré lui.

Est-ce à dire que cette méthode doive toujours amener au succès ; c'est ce que nous ne pouvons prétendre ; les cas n'étant pas assez nombreux pour entraîner une affirmation par trop absolue.

Mais il est certain que du jour où l'urine ne baigne plus le pansement ; à partir du moment où l'eschare n'est plus en contact qu'avec des poudres aseptiques et des linges aussi dépourvus de germes qu'il est possible de le désirer, on voit la tendance à la guérison de la plaie sacrée s'accentuer de jour en jour, et l'état général du malade n'en peut retirer que du bénéfice.

La façon dont le traitement doit être conduit peut être la suivante : on doit se guider avant tout sur le moment de l'incontinence, de manière à prévenir celle-ci et ne pas laisser le temps à la vessie de supporter une pression exagérée de la part du liquide.

Il faudra prendre de grandes précautions d'asepsie pour les sondes que l'on voudra employer, que celles-ci soient en caoutchouc ou bien métalliques.

Lorsqu'il s'agit d'un malade dans sa famille et non à l'hôpital, on pourra si l'on est en présence d'une personne raisonnable faire pratiquer les cathétérismes par l'incontinent lui-même. Pour cela on exigera de lui la plus grande propreté, tant au point de vue des mains que des organes génitaux externes ; d'autre part, l'instrument devra baigner constamment dans un liquide aseptique fréquemment renouvelé.

Les cathétérismes devront être répétés au moins une fois toutes les sept heures ; mais on peut augmenter leur nombre et les ramener, suivant l'intensité et la fréquence de l'incontinence, à un sondage toutes les deux heures.

Il est bon de dire enfin que par ce moyen, si l'on n'arrive pas à guérir d'une façon définitive, on évite au moins, ainsi que nous l'avons dit plus haut, des complications du côté des eschares qui pourraient emporter le malade.

CONCLUSIONS

I. — Il semble que les auteurs n'aient vu dans l'incontinence d'urine résultant d'une lésion profonde de la moelle qu'un phénomène dû à un élément paralytique et un fait de distension vésicale.

II. — Dans les affections intéressant profondément l'axe médullaire, principalement au niveau de sa partie inférieure, c'est à la forme dite du regorgement par diminution de la capacité vésicale et rétraction des parois de l'organe que nous avons eu affaire dans nos observations.

III. — Le traitement par les cathétérismes systématiquement répétés a donné des résultats certains et doit être conseillé.

INDEX BIBLIOGRAPHIQUE

ALBARRAN ET CATHELIN. — Traitement de l'incontinence essentielle par les injections épidurales de sérum artificiel.

BUDGE. — Physiologie du sphincter vésical (1872).

BOUILLY. — Manuel de Pathologie externe (t. IV, 1901).

BALFOUR. — *Therap. Gaz.*, 1901.

COLLET. — Précis de Pathologie interne (1903).

CRUVEILHIER. — Anatomie descriptive.

COURTADE ET GUYON. — Contribution à l'étude de l'innervation de la vessie, *Archives de physiologie* (juillet 1896).

DÉJERINE. — Article sur la séméiologie du système nerveux du Traité de Pathologie générale de Ch. Bouchard (1901).

DIEULAFOY. — Manuel de Pathologie interne (1900).

ETIÉVANT. — *Lyon Médical*, 1902, p. 258.

FRANCK (François). — Article grand sympathique du Dict. encyclop.

GUYON. — Sensibilité de la vessie au contact et à la distension dans l'état physiologique et pathologique (*Gazette hebdomadaire*, 1884-1885).

HALLOPEAU. — Traité de Pathologie générale (1898).

HENLE. — Anatomie des Menschen (1886).

JACCOUD. — Traité de Pathologie interne (1883).

KÜSS ET DUVAL. — Physiologie.

LACAILLE. — Thèse de Paris (1900).

MORAT ET DOYON. — Traité de Physiologie (1902).

POUSSON. — Maladies des voies urinaires (1899).

REVEL. — Thèse de Lyon (1904).

SAPPEY. — Anatomie descriptive.

TESTUT. — Anatomie humaine.

VIAULT ET JOLYET. — Traité de Physiologie humaine.

E. WEILL. — Précis de Médecine infantile (1900).

E. WEILL ET L. GALLAVARDIN. — Sur un cas de neuro-myélite optique aiguë (*Lyon Médical*, 1903).

LYON
A. STORCK & Cie, IMPRIMEURS-ÉDITEURS
8, Rue de la Méditerranée, 8

www.ingramcontent.com/pod-product-compliance
Ingram Content Group UK Ltd.
Pitfield, Milton Keynes, MK11 3LW, UK
UKHW020351250726
13967UKWH00005B/2218